BEI GRIN MACHT SICH IHR WISSEN BEZAHLT

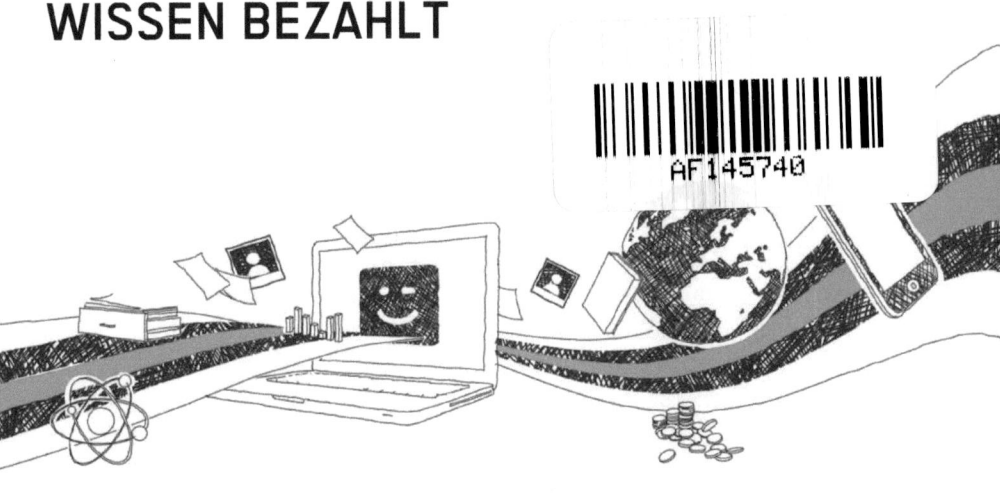

- Wir veröffentlichen Ihre Hausarbeit, Bachelor- und Masterarbeit

- Ihr eigenes eBook und Buch - weltweit in allen wichtigen Shops

- Verdienen Sie an jedem Verkauf

Jetzt bei www.GRIN.com hochladen und kostenlos publizieren

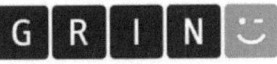

Bibliografische Information der Deutschen Nationalbibliothek:

Die Deutsche Bibliothek verzeichnet diese Publikation in der Deutschen National-bibliografie; detaillierte bibliografische Daten sind im Internet über http://dnb.d-nb.de/ abrufbar.

Impressum:

Copyright © 2018 GRIN Verlag
Druck und Bindung: Books on Demand GmbH, Norderstedt Germany
ISBN: 9783668719422

Dieses Buch bei GRIN:

https://www.grin.com/document/427386

Silko Wenzel

Gesundheitsperspektiven und Entwicklungsmöglichkeiten im Bereich der öffentlichen Apotheke

GRIN Verlag

GRIN - Your knowledge has value

Der GRIN Verlag publiziert seit 1998 wissenschaftliche Arbeiten von Studenten, Hochschullehrern und anderen Akademikern als eBook und gedrucktes Buch. Die Verlagswebsite www.grin.com ist die ideale Plattform zur Veröffentlichung von Hausarbeiten, Abschlussarbeiten, wissenschaftlichen Aufsätzen, Dissertationen und Fachbüchern.

Besuchen Sie uns im Internet:

http://www.grin.com/

http://www.facebook.com/grincom

http://www.twitter.com/grin_com

Projektarbeit

„Gesundheitsperspektive und Entwicklungsmöglichkeiten im Bereich der öffentlichen Apotheke"

Abschlussarbeit

für den Fernstudiengang **„Betriebliches Gesundheitsmanagement"**
belegt an der Akademie für Sport, Gesundheit & Management
Moosstraße 60/1, A-5020 Salzburg

Verfasser: Herr Silko Wenzel

Abgabedatum: 15.05.2018

Inhalt

Im Text schreibe ich meistens nur in der männlichen Schreibform. Dies dient einzig der guten Lesbarkeit und hat keinen geschlechterdiskriminierenden Hintergrund!

AU-Fälle	- Arbeitsunfähigkeitsfälle
AU-Tage	- Arbeitsunfähigkeitstage
ApoBetrO	- Apothekenbetriebsordnung
BG	- Berufsgenossenschaft
BO	- BackOffice-Bereich (Apothekenräume die nicht der Herstellung oder Kundenbedienung dienen)
evtl.	- eventuell
GKV	- gesetzliche Krankenversicherungen
HV	- Handverkauf (Bereich zur Kundenbetreuung und Verkaufsraum)
o.ä.	- oder ähnliche(s)
PhIng.	- Pharmazieingenieur
PKA	- Pharmazeutisch-kaufmännische(r) Angestellte(r)
PTA	- Pharmazeutisch-technische(r) Assistent(in)
QMS	- Qualitätsmanagementsystem
u.a.	- und andere(s)
usw.	- und so weiter
z. Bsp.	- zum Beispiel

Einleitung

Als Pharmazeutisch-technischer Assistent, mit über zehn Jahren Berufserfahrung, erlebt man beinahe täglich die Folgen unserer „modernen" Stressgesellschaft.

Mein persönlicher Wunsch war und ist es, die Lebensqualität meiner Mitmenschen nachhaltig zu verbessern und das Arbeitsleben, welches gut ein Drittel unseres Lebens ausmacht, so gesund, erfolgreich und befriedigend wie möglich zu gestalten. Dies kann jedoch nur gelingen, wenn alle Personen im Unternehmen sich dieses Ziel setzen und gemeinsam dafür arbeiten.

Die rapide steigende Anzahl von Patienten mit Kopfschmerzen, Migräne, Schmerzen durch Fehlhaltungen, Fehlernährung, Schlafstörungen, Stoffwechselstörungen und vielen mehr sind die Folgen unserer heutigen Lebensweise. Der berufliche und private Druck ständig leistungsfähig und erreichbar zu sein verhindert, dass wir uns mit diesen Symptomen auseinandersetzen und die Ursachen erkunden um dann richtig zu Handeln. Die steigenden Absatzzahlen der Pharmaindustrie[*1] zeigen, dass immer mehr Menschen Ihre Symptome mit freikäuflichen Medikamenten „unterdrücken", anstatt die auslösenden Faktoren zu beseitigen. Diese Verhaltensweisen werden dazu führen, dass immer mehr Menschen mit Ihrer Arbeit nicht mehr zufrieden sein werden, was die Produktivität und Kreativität stark einschränkt und somit zu wirtschaftlichen und betrieblichen Problemen führt. Auch werden stressbedingte Erkrankungen wie Depressionen und Burnout zunehmen und somit die Lebensqualität der Betroffen und deren Angehörigen einschränken.

Mein beruflicher Alltag zeigt aber auch, dass richtige Lösungsvorschläge nicht immer umsetzbar sind, da die Umwelt (vor allem der berufliche Ablauf) diese nicht immer zulassen.

Deshalb möchte ich mich für einen Wandel in unserer Gesellschaft (Umdenken der Arbeitgeber aber auch der Menschen im Privatleben) einsetzen, der allen Menschen ein besseres, gesünderes Leben gewährt und es ermöglicht, bis ins hohe Alter fit zu bleiben, um den zukünftigen Herausforderungen gewachsen zu sein.

In dieser Arbeit möchte ich mich auf mein Arbeitsumfeld, die öffentliche Apotheke, beschränken. Ich möchte beispielhaft erläutern, welchen Risiken man am Arbeitsplatz ausgesetzt ist, wie ich diese vermeiden und/oder beseitigen kann und welche

Mittel dafür notwendig sind. Die Zahlen des „Fehlzeiten-Report" vom Springer Verlag© [*3] belegen die Entwicklung der letzten Jahre und den Ist-Stand.

Die Herausforderung in Kleinbetrieben ist, die Entwicklung positiv zu beeinflussen und gleichzeitig aber auch die Wirtschaftlichkeit im Auge zu behalten und keine Arbeitsplätze oder sogar die ganze betriebliche Stabilität durch zu hohe Ausgaben zu gefährden.

Im Detail werde ich Maßnahmen zur Verbesserung der körperlichen Struktur erläutern, welche kostengünstig und für jedermann umsetzbar sind und auch im Privatleben durchgeführt werden können, um eine bessere Wirkung zu erzielen.

Die qualitative und quantitative Verbesserung der Kommunikation, Vermeidung von Stressfaktoren und die Förderung einer gesunden Lebensweise, können in Anlehnung an das betriebsinterne QMS zur positiven Veränderung des Betriebsablaufes beitragen.

Ich hoffe, dass ich mit dieser Arbeit einige nützliche Vorschläge und Anregungen bringen kann, die es möglichst vielen Arbeitgebern und Arbeitnehmern ermöglicht, in Ihren Betrieben Verbesserungen vorzunehmen, die alle voranbringen und ein angenehmeres Arbeitsklima schaffen.

Den nur wenn alle gut miteinander kommunizieren, für das gleiche Ziel arbeiten und Zufriedenheit für alle Mitarbeiter wünschen, kann unsere Wirtschaft, unsere Betriebe und unsere Arbeitnehmer (aber auch die Geschäftsführung) erfolgreich sein.

1. Kapitel: Gesundheitsrisiken in der Apotheke

In der öffentlichen Apotheke gibt es ein vielschichtiges Gefährdungspotenzial für die Gesundheit der Mitarbeiter, da es viele verschiedene Aufgabenbereiche gibt. Für ein ausgiebiges Profil eines Betriebes müssen verschiedene Aspekte berücksichtigt werden: Alter, Geschlecht, Berufsstand, aktueller Gesundheitsstand, empfundene und reale Belastungen. Ein „Betriebsprofil" kann man leicht selbst erstellen. Hierzu empfehle ich zum Beispiel die Verwendung der Testbögen der AOK-Gesundheitskasse[*2]. In diesem Kapitel nehme ich eine allgemeine Analyse anhand des Fehlzeiten-Report©[*3] vor, erläutere anhand der Berufsbilder die Gesundheitsrisiken und gebe Beispiele zu den Auswirkungen auf das berufliche und private Leben.

1.1 Berufsfelder in der Apotheke und deren Risiken

- **Apotheker u. Pharmazieingenieure**: arbeiten im HV und in der Kundenbetreuung, im BO werden Tätigkeiten rund um Kontrolle von Arbeiten der Angestellten, Abrechnung von Leistungen und Verhandlungen mit Vertretern ausgeführt.

Risiken: Belastung des Bewegungsapparates[*4][*33] durch langes Stehen oder Sitzen kann Schmerzen in diesem verursachen (z. Bsp. Rücken- und Kopfschmerzen, Arthrose und Arthritis, Fehlhaltungen). Erhöhter Stress[*5] durch häufiges Ausführen mehrerer Arbeiten parallel kann negative Folgen für den Stoffwechsel haben und Erkrankungen der Psyche fördern. Häufiges Arbeiten am Bildschirm belastet die Augen[*6]. Das kann Kopfschmerzen und Sehstörungen verursachen. Häufig werden Pausenzeiten nicht wie empfohlen eingehalten, dies fördert eine ungünstige Ernährung und unzureichende Erholung vom Arbeitsstress.

- **Pharmazeutisch-technische Assistenten (PTA)**: arbeiten vorwiegend im HV und beraten die Kunden. Ein weiteres Aufgabengebiet ist das Herstellen von Arzneimitteln in der Rezeptur und prüfen von Substanzen im Labor. PTA's unterstützen die Apotheker bei Ihren Aufgaben in verschiedenen Bereichen und übernehmen auch Arbeiten der Lagerwirtschaft.

Risiken: Das größte Risiko liegt in der (Fehl-)Belastung des Bewegungsapparates durch langes Stehen und Heben von schweren Lasten[33]. Es kann zu Schmerzen im Bewegungs- und Stützapparates kommen und zur vermehrten Abnutzung führen. Ein weiteres Risiko ist die psychische Belastung durch negativen Stress.

Durch lange und unregelmäßige Arbeitszeiten, dem Abarbeiten paralleler Aufgaben unter Zeitdruck und dem Umgang mit „schwierigen" Kunden entsteht Stress. Die Entstehung psychischer Belastungsstörungen wird dadurch stark begünstigt. Der Kontakt mit den Kunden/Patienten birgt ein großes Risiko für Infektionen mit Erkrankungen des Magen-Darm-Traktes (z. Bsp. Norovirus) und der Atemwege (z. Bsp. Influenza, Rhinoviren). Das letzte große Belastungspotenzial ist das Arbeiten mit Chemikalien, Wirkstoffen und Teedrogen. Hier steht die Entstehung von Allergien und Belastungen des Organismus im Vordergrund. Durch das Einhalten der Arbeitsanweisungen im Arbeitsschutz und dem QMS wird diese Gefahr aber schon stark reduziert.

- **Pharmazeutisch-kaufmännische Angestellte (PKA)**: arbeiten im BO, sie führen

Bestellungen aus, verbuchen Ware, kümmern sich um die Lagerführung und verwalten die Arzneimittel für die Pflegeheime. Die Arbeiten finden fast ausschließlich im Sitzen am Computer statt und schwere Kisten werden transportiert. Damit sind die Belastungen des Bewegungs- und Stützapparates die häufigste Ursache für Gesundheitsprobleme wie akute und chronische Schmerzen, Fehlhaltungen, Arthrose und Arthritis, Karpaltunnelsyndrom u.a.[33].

- **Reinigungskräfte und Fahrer**: führen meist körperlich einseitig belastende Tätigkeiten aus. Das Risiko für frühzeitige Abnutzung von Gelenken ist sehr hoch. Bei den Fahrern kommt das lange Sitzen im Auto noch als Belastung für Stoffwechsel (Übergewicht!) und Muskulatur mit hinzu.

1.2 Entwicklung der Gesundheit in der Apotheke

Nun folgt eine kurze Analyse des Krankenstandes in der Apotheke. Der jährlich erscheinende Fehlzeiten-Report©[3] gibt darüber einen guten Überblick, wie häufig und aus welchen Gründen Arbeitnehmer nicht am Berufsleben teilnehmen können. Als Überblick betrachte ich nun kurz die Entwicklung zwischen 2009 und 2016 um eine Prognose für die Zukunft zu stellen. Die Daten des Fehlzeiten-Reportes© werden von den AOK-Gesundheitskassen (26,29 Millionen Versicherte im Dezember 2017[7] bereitgestellt und sind deshalb nicht vollständig.

Die Tabelle im Anhang (Seite XXXIII) wurde von mir als Überblick entworfen, um die Gesundheitsentwicklung aufzuzeigen.

Fazit: Mitarbeiter in der Apotheke haben ein durchschnittlich geringes Ausfallrisiko im Vergleich zu anderen Branchen. Die durchschnittlichen Fehltage sind in den vergangenen Jahren leicht angestiegen und in den Bereichen von Muskelapparat und Psyche ist die Tendenz auch steigend, was die modernen Arbeitsbelastungen wiederspiegelt.

Die Erkrankungen des Herz-Kreislauf-Systems werden meist schon sehr früh mit Medikamenten behandelt, was jedoch nicht bedeutet, dass die Lebensweise verändert wird. Durch diese Fehltage und der hohen Dunkelziffer durch den steigenden Präsentismus (Angst vor dem Verlust der Arbeit, Kleinreden von Krankheiten, falschem Pflichtgefühl und vermeintlicher Rücksichtnahme auf Kollegen) entstehen große wirtschaftliche Einbußen[35] und belasten das Klima im Betrieb.

1.3 Auswirkungen der Gesundheitsrisiken auf Mitarbeiter

Zu den Langzeitrisiken zählen (4;5;33):

Die Abnutzung der Gelenke und Weichteile durch falsche oder fehlende Aktivität.

Schmerzen die durch physiologische oder psychologische Überbelastung entstehen.

Psychologische Beeinträchtigungen wie Schlafstörungen, Depressionen und sozialer Rückzug durch ein Gefühl der Überforderung und fehlender Anerkennung können entstehen.

Das Risiko für Herzinfarkt, Schlaganfall und Bluthochdruck durch permanenten Stress und fehlende Entspannung steigt erheblich.

Durch Kontakt mit Chemikalien und Arzneistoffen können „Berufsallergien" entstehen.

1.3.1 Auswirkungen auf das berufliche Umfeld

Sollten Mitarbeiter im Laufe Ihres Arbeitslebens körperlich oder mental beeinträchtigt werden, so können die Anforderungen, die der entsprechende Beruf mit sich bringt, nicht mehr vollständig oder in der notwendigen Geschwindigkeit bewältigt werden.

Dies bedeutet zum einen eine erhöhte Belastung für andere Mitarbeiter, zum anderen kann es den wirtschaftlichen Zielen des Betriebes entgegenwirken.

Beispiel (1): Eine 43 jährige PKA leidet regelmäßig an Rückenschmerzen und wird deshalb mehrmals im Jahr krankgeschrieben. Die PKA besitzt ein erhöhtes Körpergewicht, raucht und betreibt keinerlei sportliche Aktivität.

Als Folge dieser Situation müssen andere PKA's häufig Ihre Arbeiten mit erledigen und sind häufig unterbesetzt.

Das wiederum belastet diese Mitarbeiter und erhöht deren Ausfallrisiko durch Überbelastung (Stress, geschwächtes Immunsystem,...). Außerdem entsteht ein angespanntes Arbeitsklima, da Stresssituationen zu Aggressionen führen und Schuldzuweisungen stattfinden (meist dem kranken Mitarbeiter), dies belastet alle Mitarbeiter und Führungskräfte im Betrieb. Finanzielle Belastungen, wie bezahlte Überstunden oder nicht erledigte Arbeit schädigen zusätzlich noch den Arbeitgeber. Durch diese Umstände entsteht ein Teufelskreislauf, welchen man unbedingt entgegenwirken muss.

1.3.2 Auswirkungen auf das private Leben

Ist das Arbeitsleben eines Menschen nicht erfüllend (mental befriedigend, Anerkennung für Leistungen, angemessene Bezahlung, gesundheitsförderliches Umfeld, bewältig bare Aufgaben,...), so besteht das Risiko, dass seine Unzufriedenheit sich auf sein soziales und familiäres Umfeld auswirkt. Für mich rückt hier gerade die Familie im Vordergrund, da hier die Weichen für die Zukunft eines Heranwachsenden gestellt werden. Deshalb sollten aus meiner Sicht die Arbeitgeber die Familien der Arbeitnehmer mehr in die „Betriebsfamilie" integrieren (Beispiele folgen in Kapitel 4).

Beispiel (2): Ein 36 jähriger PTA mit Frau und zwei Kindern, arbeitet seit sieben Jahren in eine Cityapotheke mit sechs Tage in der Woche und zwei 20-Uhr-Diensten. Jedoch bekommt er von seinem Vorgesetzten keine Anerkennung für die Leistung, sondern nur Kritik. Der Mitarbeiter wird unmotiviert, da es keine betrieblich geförderten Angebote gibt, die seine Leistungen verbessern könnten. Die schlechte Laune bemerken auch die Arbeitskollegen und distanzieren sich von Ihm. Vor dem Kunden muss er aber seine Freundlichkeit bewahren, dass führt zum Unterdrücken der eigentlichen Emotionen, für die es kein Ventil gibt.

Das Betriebsklima wird stark belastet und führt häufig zu Kommunikationsproblemen und Fehlern. Nach der Arbeit lässt der Mitarbeiter seine schlechte Laune und Demotivation zu Hause aus und bringt sich im Haushalt kaum noch mit ein und aufgrund der langen Arbeitszeiten ist auch das Verhältnis zu dem Kind beeinträchtigt. Die familiäre Überbelastung der Frau beeinträchtigt dann wieder Ihre Leistungsfähigkeit auf Arbeit. Auch hier entsteht ein Teufelskreislauf, den man unterbinden sollte.

2. Kapitel   Körperliche Belastungen reduzieren

Nach dem ich im Ersten Kapitel die Gesundheitsrisiken und deren Folgen behandelt habe, möchte ich nun aufzeigen, mit welchen Mitteln das Unternehmen und die Mitarbeiter diese Risiken minimieren können. Das Ziel sollte es sein, das Gesundheitsverhalten nicht nur am Arbeitsplatz, sondern auch in der Freizeit positiv zu beeinflussen. Daraus entsteht ein Bewusstsein für den eigenen Körper und die Vorbildfunktion für andere Menschen, was zur Folge hat, dass ein gesundheitsbewusstes Leben zur Selbstverständlichkeit wird und auf das soziale Umfeld „abfärbt". Am Arbeitsplatz fördern Gruppenzwang und das Bedürfnis nach sozialer Zugehörigkeit die Verbreitung des Gesundheitsverhaltens, wenn es ausreichend positive und beliebte Vorbilder gibt. Hier sind die Organisation der Maßnahmen und die Befähigung der vorgesehenen Führungskräfte und verantwortlichen Mitarbeiter äußerst wichtig.

Welchen Einfluss kann der Arbeitgeber nun ausüben?

Als ersten Punkt sehe ich die Ausstattung der Betriebsräume und des Arbeitsplatzes jedes Mitarbeiters. Dieser Punkt stellt den wohl kostenintensivsten Teilbereich dar und wird deshalb von den meisten Apotheken mit der „Kneifzange" angefasst.

Der zweite Punkt betrifft das Gesundheitsverhalten jedes einzelnen Mitarbeiters. Dazu zählen Bewegungsverhalten („Jeder Gang macht schlank!" und „10000 Schritte am Tag"), das Ausführen von Arbeitshandlungen wie richtig Tragen und Heben und die sinnvolle und ausreichende Nutzung der Pausen. Der dritte Punkt betrifft die Planung der Arbeitsverteilung um die individuellen Gesundheitsbedürfnisse und Fähigkeiten der Mitarbeiter zu berücksichtigen (z. Bsp. körperliche Verfassung und Gesundheitszustand der Mitarbeiter, Alter und Geschlecht der Mitarbeiter).

2.1 Gesundheitsförderliche Betriebsausstattung

Für die Ausstattung der Apothekenräume ist der Inhaber zuständig.

Grundlegend regelt die Apothekenbetriebsordnung (ApBetrO) die Ausstattung und die Größe der Apothekenräume. Bei der individuellen Gestaltung des Arbeitsplatzes gibt es aber große Spielräume, die stark abhängig von der Fläche der Apotheke (z. Bsp. Pausenräume) sind. Grundsätzlich unterscheide ich fünf Bereiche bei den Arbeitsplätzen: stehende Arbeitsplätze, sitzende Arbeitsplätze und PC-Arbeitsplätze, Rezeptur und Labor, Reinigungskraft und Arbeiten mit Heben und Tragen, Pausenraum.

2.1.1 Ausstattung: stehender Arbeitsplatz

Diese Arbeitsplätze betreffen vor allem die Handverkaufskräfte mit Kundenkontakt.

Durch das lange Stehen werden die Kniegelenke, die Hüftgelenke, das Becken, die Wirbelsäule und die Venen in den Beinen stark belastet. Entlastung findet man durch regelmäßige Bewegung (z. Bsp. Wadenpresse, kleine Balanceübungen und Gehen,...)[33].

Durch das Unterlegen von *Anti-Ermüdungs-Matten* oder *Standmatten*, kann man eine zusätzliche Entlastung schaffen.

Beispiele: **StandMatte Physio** ™ für etwa 100€ (online Ergo2Work.de) [*8]

    Anti-Ermüdungs-Matte aus PVC für etwa 60€ (online Udobaer.de) [*9]

Auch halte ich eine *Stehhilfe* für sehr Hilfreich, da diese die Wirbelsäule und das Becken und die beteiligte Muskulatur entlasten. Die *Stehhilfe* sollte größenverstellbar sein, um für alle Mitarbeiter einstellbar zu sein.

Dies hilft vor allem älteren Mitarbeitern, Kollegen mit Gesundheitsschäden im Bewegungs- und Stützapparat und erleichtert das Arbeiten ohne Bewegungsmöglichkeit (z. Bsp. Rezeptkontrolle, Nachbearbeitungen,…)

Beispiele: **Klappbare Stehhilfe AF SR KL** für etwa 160€ (online Udobaer.de) [*10]

ESD-Stehhilfe für etwa 175€ (online Udobaer.de) [*11]

Als letztes sollten auch die Tischplatten und Bildschirme im Handverkauf individuell Einstellbar sein, um optimal bedienbar zu sein und die Haltung der Mitarbeiter zu entlasten. Die Computerbildschirme sollten außerdem auch einen Blaulichtfilter besitzen, um die Augenbelastung zu senken.

2.1.2 Ausstattung: sitzende Arbeitsplätze / PC-Arbeitsplätze

Diese Arbeitsplätze betreffen vor allem die PKA's. Die Gesundheitsbelastungen sind hier am Größten und am Umfangreichsten. Die Belastung der Augen durch die Bildschirme, Fehlhaltung der Arme und Hände durch falsche Tischhöhe und Computermäuse, Fehlhaltung der Wirbelsäule und Fehlbelastung von Bauch- und Rückenmuskulatur und der Bewegungsmangel sind hier eine enorme Belastung für unseren Körper und können die Gesundheit dauerhaft schädigen. Mediziner und Gesundheitsexperten empfehlen uns, maximal 30 Minuten am Stück zu sitzen [*4;33].

Diese Ideale sind am Arbeitsplatz kaum umsetzbar, sollten aber als Zielrichtwerte genommen werden.

Jeder Mitarbeiter sollte sich seine Zeit so einteilen (können), dass er jede halbe Stunde eine 2 minütige Pause einlegen kann und diese Zeit zu nutzen, um etwas zu Laufen oder ein Dehnungsprogramm durchzuführen [33]. Auch diese Arbeitsplätze sollten höhenverstellbar sein und mit Bildschirmen mit Blaulichtfiltern ausgerüstet werden.

Beispiele: Universal Komplett 1M2A Sitz/Steh Schreibtisch höhenverst. für 650€

(online ergo2work.de) [*12]

O-bike (Sitzrad für den Schreibtisch als Bewegungsmöglichkeit)

für etwa 300€ (online ergo2work.de) [*13]

Ballstuhl für etwa 140€ (online ergo2work.de) [*14]

Togu Balancekissen (Auflage für klassische Bürostühle) für etwa 30€

(online ergo2work.de) [*15]

Newtral 2 Mouse (anatomische Maus zur Karpaltunnel-Syndrom-

Prophylaxe) für etwa 75€ (online ergo2work.de) [*16]

2.1.3 Ausstattung: Rezeptur und Labor

Diese Räume fallen auch sehr unterschiedlich aus, sind aber von der Ausstattung durch die ApBetrO geregelt. Grundsätzlich sollten hier die im Qualitätsmanagement (QMS) vorgeschriebenen Arbeitsanweisungen eingehalten werden, da diese die Gesundheitsbelastungen bereits stark reduzieren.

Trotzdem können auch hier höhenverstellbare Arbeitstische, Stehhilfen und augenschonende Bildschirme verwendet werden um Belastungen zu reduzieren.

Da es kurze Belastungsintervalle sind steht es hier nicht im Vordergrund.

2.1.4 Ausstattung: Reinigungskraft / Heben und Tragen

Dieses Arbeitsumfeld ist sehr belastend für den Bewegungs- und Stützapparat und verdient, im Interesse der Arbeitskräfte, besondere Aufmerksamkeit.

Hier sind es weniger die Arbeitsmittel auf die man achten sollte, sondern eher die Arbeitsabläufe und Bewegungen.

Als Ausstattung sind hier nur verstellbare Stiele für Reinigungsartikel, Leitern und Tritte zum erreichen höherer Stellen zu und Rollwagen zum Transport von schweren Lasten (am besten mit Hubfunktion zum Anpassen der Höhe) zu nennen.

Viel wichtiger sind hier das Leben eines gesunden „Bewegungsprozesses" beim Ausführen der Arbeiten.

Zum Thema „Richtig Heben und richtig Tragen!"[*17] gibt es von den Berufsgenossen-schaften und Krankenkassen Arbeitsplakate und Programmhefte, auf die jeder Arbeitgeber und Arbeitnehmer kostenfrei Zugriff haben kann.

2.1.5 Ausstattung: Pausenraum

Der wohl wichtigste Bereich zur Erholung ist in der Apotheke aufgrund des häufigen Platzmangels eher ein „Problemkind". Ich habe schon in Apotheken mit einer „Pausenecke" bis hin zu einem großen separaten Pausenraum gearbeitet.

Sollte der Bereich eher klein ausfallen, erübrigt sich eine besondere Ausstattung und man muss den Platz so gut wie möglich nutzen. Als Beispiel kann man hier während Der Pause kleine Dehnungsübungen oder Übungen mit Terrabändern durchführen, um etwas Abwechslung in den Alltag zu bringen (beides geht alleine oder mit 2-3 Personen)

Beispiel: *Featol Fitnessbänder 5 Set* für etwa 11€ (online amazon.de) [*18]

Via Fortis Premium Gymnastik-Band-Set 3 Fitnessbänder etwa 18€

(online amazon.de) [*19]

Bei größeren Räumen kann man auch gruppenorientierte Programme aufbauen und fördern (evtl. auch mal nach dem Feierabend). Es können, wie oben beschrieben, Bänderübungen oder Dehnprogramme oder komplexe Abläufe wie Rückenjoga, Autogenes Training oder Atemübungen sein.

Für Programme in der Mittagspause sollte die Pausenzeit auf 60-75 Minuten erhöht werden, um Ernährung und Erholung zu kombinieren.

Beispiele: *Fitnessmatte „Yamuna"* für etwa 25€ (online amazon.de) [*20]

Fitnessprogramme können als Bücher gekauft, online (teilweise kostenfrei) oder bei den BG's / GKV's eingesehen werden.

Für intensiver Programme sollte eine fachkundige Person zur Anleitung zur Verfügung stehen (mind. Erstanleitung zur korrekten Ausführung).

2.2 Organisation des „Bewegungsmanagements"

Die Organisation der Betriebsausstattung ist, wie bereits erwähnt, die Aufgabe der Geschäftsführung. Das Organisieren und Leben einer gesunden Betriebs- und Arbeitskultur ist jedoch eine Aufgabe die Top-Down von dem Apothekenleiter, über die angestellten Apotheker bis hin zu den anderen Betriebsangehörigen ausgeführt werden sollte.

In den kleinen bis mittelgroßen Apotheken arbeiten meistens alle Ebenen zusammen „unter einem Dach" (Bei Ausnahmen wie Internetapotheken, Krankenhausapotheken und Filialapotheken sieht es etwas anders aus!) und somit ist es möglich, dass eine optimale Kommunikation und Vorbildfunktion sichergestellt wird. Die „Führungsapotheker" müssen deshalb in Bereichen wie Personalführung, Betrieblicher Gesundheitsförderung und den sozialen Kompetenzen (Einfühlungs- vermögen, Kompromissbereitschaft, Durchsetzungsfähigkeit, Empathie, Teamfähig- keit, u.a.) gut geschult werden. Funktioniert die Kommunikation zu den Mitarbeitern und im Team auch untereinander, so steht der gegenseitigen Vorbildfunktion und dem gegenseitigen Vertrauen und der Unterstützung nichts mehr im Weg.

2.3 Der Gesundheitszirkel[*21]

Um die gewünschten Ziele in die Praxis umzusetzen, befürworte ich die Bildung ei- nes Gesundheitszirkels. In einer Apotheke mit regulärer Besetzung sollte der Zirkel aus 4-5 Mitgliedern bestehen. Hierzu zählen der Apothekenleiter, ein Führungsapo- theker, eine PTA-Vertretung, eine PKA-Vertretung und ein Moderator (z.Bsp. von einer Krankenkasse o.ä. neutralen Stelle). Jeder Teilnehmer kann sich, optimal an die gruppenspezifischen Bedürfnisse angepasst, in den Zirkel einbringen.

Gemeinsam definiert man die Gesundheitsziele, die Maßnahmen zum Erreichen die- ser, eine Kosten- und Zeitplanung und Maßstäbe für die Auswertung und Beurteilung der Erfolge.

2.3.1 Lohnenswert in jedem Fall![*22]

„Für den Gesundheitszirkel selbst können folgende Kosten anfallen:
- die aufgewendete Arbeitszeit der Zirkelteilnehmer
- die Arbeitszeit für die Einführungsveranstaltung der Mitarbeiter sowie die
  Information der Führungskräfte
- die Mitwirkung von Führungs- und Fachkräften bei der Umsetzung der
  erarbeiteten Verbesserungsvorschläge
- gegebenenfalls das Honorar für einen externen Moderator
Hinzu kommt der finanzielle und organisatorische Aufwand für die Umsetzung der Verbesserungsvorschläge."[(Z1)]

„Dem Aufwand stehen folgende Nutzenpotenziale gegenüber:
- neue Informationen darüber, wo im Unternehmen Belastungen auftreten und
  welche Bedeutung sie für Gesundheit und Arbeitszufriedenheit der Mitarbeiter
  haben
- Erkennen von Defiziten, die nicht nur die Gesundheit, sondern auch die organisa-

torische Effizienz beeinträchtigen
- konkrete Verbesserungsvorschläge
- Förderung konstruktiver Kritikfähigkeit
- verbesserte betriebliche Kommunikation und Zusammenarbeit
- verstärkte Identifikation der betroffenen Beschäftigten mit ihrem Arbeitsplatz bzw. Dem Unternehmen
- Sensibilisierung von Belegschaft und Führungskräften für den Nutzen betrieblicher Gesundheitsförderung"[Z2]

„Je nachdem, inwieweit Verbesserungsvorschläge tatsächlich umgesetzt werden, führt dies
- zu einer Steigerung von Arbeitszufriedenheit und Motivation
- zu einer Reduzierung der körperlichen und/oder psychischen Belastung
- zu einer Erhöhung der Leistungsfähigkeit
- zu einer Senkung der Arbeitsunfähigkeitszeiten
- zu einer Stärkung von Flexibilität und Einsatzbereitschaft
- zu einer Vermehrung von Verbesserungsvorschlägen
- zu einem höheren Qualitäts- und Terminbewusstsein
- zu einer Erhöhung der betrieblichen Produktivität."[Z3]

2.3.2 Regeln für die Arbeit im Gesundheitszirkel[‘23)

Jeder Teilnehmer sollte regelmäßig an der Veranstaltung teilnehmen und bringt sein spezielles Wissen mit ein und darf sich frei und sachlich mit einbringen. Die Teilnehmer sind alle gleichberechtigt und sollten sich deshalb an die allgemeinen Regeln einer gesunden Konversation halten (aktiv zuhören, andere ausreden lassen, verschiedene Standpunkte akzeptieren und herablassende Kommentare sollten unterbleiben). Alles was innerhalb der Gruppe besprochen wird, muss in der Gruppe bleiben, damit Probleme und Störungen offen angesprochen werden können, ohne Repressalien zu befürchten. Jeder Einzelne ist für den Erfolg des Zirkels mitverantwortlich und es sollten konkrete und realistische Ziele erarbeitet und verabschiedet werden.

2.4 Ziele

Alle Maßnahmen sorgen nicht nur für eine gesunde Teambildung und Teamkommunikation, sondern sorgen auch für ein sorgsames Miteinander. Durch das Vertrauen der Mitarbeiter in die Führung und in die Kollegen, kann eine Veränderung von ein-geschlichenen Verhaltensweisen reibungslos durchgeführt werden. Die Mitarbeiter motivieren sich gegenseitig zu mehr gesunder Bewegung am Arbeitsplatz und wer-den durch die Rahmenbedingungen der Leitung unterstützt. Wird dieses Verhalten zur Gewohnheit und positiv gewürdigt, so besteht auch eine hohe Wahrscheinlich-keit, dass diese Verhaltensmuster im Privatleben integriert werden. Damit steht ei-nem gesunden und langen Leben trotz steigender Belastungen im Job nichts mehr im Weg. Für den Unternehmer bedeuten diese Veränderungen eine steigende Effizi-enz der Arbeitsabläufe, höhere Kundenzufriedenheit und somit auch eine höhere Rendite durch steigenden Umsatz.

Weniger Ausfallzeiten und Personalwechsel senken auch die Kosten für Überstun-den und Einstellungsprozesse.

3. Kapitel Praktische Übungsprogramme für den Arbeitstag

Nun stelle ich ein paar kurze Übungen vor, welche sowohl direkt am Arbeitsplatz, als auch in der Pause ausgeführt werden können.

Die Übungen sollten stets einfach, ohne großen Aufwand, für alle Altersgruppen und Trainingszustände und kostengünstig ausgeführt werden können.

Zwei Bücher verwende ich persönlich sehr gerne:

1) Muskeltraining Thera-Band® 8.Auflage vom BLV Buchverlag München[*24]

2) Sitzen ist das neue Rauchen 1. Auflage vom Riva Verlag München[*33]

Beide Bücher bieten sowohl praktische Übungen, als auch theoretisches Hinter-grundwissen und exakte Anweisungen zur korrekten Ausführung der Übungen.

3.1 Warum Sport am Arbeitsplatz?[*25]

Sport stärkt das Herz und stabilisiert den Blutdruck, damit sinkt das Risiko für Er-krankungen des Herz-Kreislauf-Systems. Weitere Vorteile sind ein starkes Immun-system, kräftigere Muskeln zum stabilisieren des Bewegungsapparates, niedrige Cholesterinwerte (LDL) und Blutzuckerwerte und stabile Knochen. Diese Faktoren sorgen für einen gesunden Körper und ein langes Leben. Des Weiteren verändert sich die Gehirnchemie und die Nervenvernetzung im Gehirn, dadurch steigt die mentale Leistungsfähigkeit, die allgemeine Stimmung steigt und Stress und Verspannungen werden durch Endorphine, Dopamin und Serotonin abgebaut.

Zuletzt wird auch der Stoffwechsel angekurbelt, das hält schlank und der Körper Funktioniert optimal.

3.2 Allgemeine Bewegungen richtig ausführen[*26]

1) Anheben und Absetzen

Stellen Sie sich in einem leichten Grätschstand vor den Gegenstand hin.

Gehen Sie dann mit geradem Rücken in die Hocke und schieben das Gesäß nach hinten, die Knie bleiben dabei hinter den Füßen.

Währen des Anhebens spannen Sie die Bauch- und Rumpfmuskeln an.

Dann strecken Sie zuerst die Beine durch und richten danach den Oberkörper auf.

Den Gegenstand sollten Sie stets nah am Körper halten und den Rücken gerade Lassen.

2) Umsetzen

Beim Umsetzen heben Sie den Gegenstand leicht an und drehen dann den gesamten Körper (keine Rotationsdrehung um die eigene Achse).

3) Knien und Hocken

Beim Knien und Hocken ist es wichtig, dass Sie regelmäßig die Position wechseln, damit die Durchblutung nicht unterbunden wird. Grundsätzlich sollte aufgrund der starken Belastung der Gelenke die Dauer auf ein Minimum reduziert werden.

4) Tragen

Tragen Sie den Gegenstand nah am Körper (Geringe Hebelwirkung!) und halten Sie den Rücken gerade mit angespannter Bauch- und Rumpfmuskulatur. Verteilen Sie die Last möglichst gleichmäßig auf den ganzen Körper und verwenden Sie, wenn möglich, ein Hilfsmittel (wie Tragegurt, Hubwagen,…).

3.3 15-Minuten-Pausenprogramm

Aus meinem Trainingsbuch „Muskeltraining Thera-Band®"[*24] habe ich ein kurzes Pausenprogramm erstellt. Jeder Mitarbeiter, egal ob jung oder alt, gesund oder mit Vorbelastung, „Fitnessfreak" oder „Couchpotatoe" kann teilnehmen. Voraussetzung ist nur, dass man Thera-Bänder in verschiedenen Stärken besitzt. Die Gruppengröße habe ich immer mit 3-4 Personen geplant und jeder bekommt einen Einstiegstest protokolliert, bei dem regelmäßig die Fortschritte festgestellt werden können. Jeder Mitarbeiter sollte mindestens 2-3 x wöchentlich teilnehmen. Die Übungen werden regelmäßig gewechselt, damit irgendwann alle Muskelgruppen trainiert werden.

3.3.1 Arme (*24.1/24.2/24.3)

Übung 1:

Das Trainingsziel ist die Kräftigung der seitlichen Schultermuskulatur.

Bewegen Sie den im Ellenbogen rechtwinklig gebeugten Arm seitlich mit Horizontal ausgerichtetem Unterarm über die Schulterhöhe hinaus hoch.

Übungshinweise: Ein frühzeitiges Anheben der Schulter muss vermieden werden.

Wiederholungen Sie die Übung 10- bis 12-mal, machen eine kurze Pause und führen den Satz dann noch ein- bis zweimal aus.

Bewegen Sie sich stets langsam und kontrolliert, um Bewegungsfehler zu vermeiden.

Die Bandstärke sollte für Frauen leicht bis mittel, für Männer stark bis extra stark sein.

Übung 2:

Das Trainingsziel ist die Kräftigung der oberen Schultergürtelmuskulatur.

Ziehen Sie die Schulter bei gestrecktem Arm maximal hoch, dann langsam und Kontrolliert wieder zurückbewegen.

Die Halswirbelsäule bleibt gestreckt, den Blick nach vorne gerichtet.

Danach kurz Schultern dehnen und lockern.

Wiederholen Sie die Übung 15- bis 20-mal, machen eine kurze Pause und führen die Übung noch einmal durch. Bewegen Sie sich langsam und Kontrolliert.

Die Bandstärke sollte für Frauen stark, für Männer extra stark sein.

Übung3:

Das Trainingsziel ist die Kräftigung der gelenkstabilisierenden Schultermuskeln (Abduktion).

Ziehen sie das Band über dem Kopf so weit auseinander, bis es fast den Scheitel berührt.

Strecken sie den oberen Rücken und ziehen sie das Kinn zurück.

Wiederholen Sie die Übung 12- bis 15-mal, machen eine kurze Pause und wiederholen die Übung noch ein- bis zweimal.

Bewegen Sie sich langsam nach außen und kontrolliert langsam wieder zurück, dabei muss die Spannung des Bandes immer erhalten bleiben.

Die Bandstärke sollte für Frauen mittel bis stark, für Männer stark bis extra stark sein.

3.3.2 Rumpf[*24.4/24.5]

Übung 1:

Das Trainingsziel ist die Stärkung der Bauch- und Rückenmuskulatur und der Gesäßmuskulatur.

Spannen sie das Band hinter dem Nacken mit gestreckten Armen und nehmen sie eine leichte Grätschstellung ein. Gehen sie in die Knie, ohne dabei den Abstand zwischen den Händen zu verändern.

Belasten sie die ganzen Fußsohlen, während sie das Gesäß unter Rückenspannung nach hinten und unten bewegen.

Wiederholen Sie die Übung fünf bis zehnmal, machen eine kurze Pause und wiederholen die Serie drei- bis viermal.

Bewegen Sie sich langsam und kontrolliert und halten Sie Endstellung kurz.

Die Bandstärke für Frauen sollte mittel bis stark, für Männer stark bis extra stark sein.

Übung 2:

Das Trainingsziel ist die Kräftigung und Stabilisation der Rückenstrecker.

Die Bandenden mit den Händen im Nacken fixieren. Richten sie sich aus gestreckter Oberkörpervorlage um ca. 45° auf.

Die Kniegelenke bleiben gestreckt und das Becken wird etwas nach innen geschoben. Halten sie bei der Auf- und Ab Bewegung die Wirbelsäule immer maximal gestreckt.

Wiederholen Sie die Übung 12- bis 15-mal, machen eine kurze Pause und wiederholen den Ablauf noch ein- bis zweimal.

Bewegen Sie sich gleichmäßig kontrolliert hoch und runter ohne Bewegungsunterbrüche.

Die Bandstärke sollte für Frauen stark, für Männer extra stark sein.

3.3.3 Beine (Paarübung)[*24.6]

Das Trainingsziel ist die Kräftigung der Oberschenkel- und Gesäßmuskulatur.

Thera-Band einmal falten. Eine Person hält die Schlaufe, die andere Person hält die losen Enden und bringt das Band auf Spannung.

Person 2 geht in die Hocke und hüpft vor und zurück. Dann wird getauscht.

Bleiben sie während des Trainings auf dem Vorfuß. Es kann in der Endstellung auch nur gewippt werden.

Wiederholen Sie die Übung acht- bis zehnmal, machen eine kurze Pause und führen dann noch ein bis zwei Serien durch.

Die Bandstärke für Frauen sollte stark, für Männer extra stark sein.

3.3.4 Rücken (am Arbeitsplatz)(*27)
1) Kopf gegen die Hand drücken

Setzen Sie sich mit geradem Rücken auf einen Hocker oder Stuhl und verschränken Sie die Arme hinter dem Kopf und drücken den Kopf dagegen.
Halte Sie die Spannung für 3-5 Sekunden und wiederholen das zwei- bis dreimal.

2) An den Händen ziehen

Sitzen Sie wie bei Punkt eins und greifen sie mit den Fingern beider Hände vor dem Körper ineinander. Ziehen Sie die Arme nach außen, ohne die Hände zu lösen und Halten Sie die Spannung für drei bis fünf Sekunden. Wiederholen Sie diese Übung zwei- bis dreimal.

3) Kopf zur Seite

Sitzen Sie wie bei Punkt eins. Neigen Sie den Kopf zur linken Seite und den rechten Arm drücken Sie Richtung Boden. Halten sie die Spannung für zehn bis zwanzig Sekunden und dehnen dann noch einmal nach. Wiederholen Sie diese Übung für jede Seite zweimal.

4) Katzenbuckel

Gehen Sie in den „Vierfüßlerstand" und stellen Sie die Hände parallel unter die Schultern. Richten Sie die Wirbelsäule Wirbel für Wirbel auf und senken Sie sie dann Langsam wieder ab. Wiederholen Sie diesen Ablauf etwa fünfzehnmal und pausieren Sie dann kurz. Der gesamte Ablauf wird noch ein- bis zweimal durchgeführt.

3.4 Nutzen für das Team und das Unternehmen(*34)
Vermindert physische Beschwerden (Schmerzen, Verspannungen), die durch psychischen Stress oder Überbelastungen verursacht werden.
Herzkreislauf und Atmung wird gestärkt, damit sinkt das Risiko für Erkrankungen im Alter und verbessert den aktuellen Gesundheitszustand.
Stärkt das Immunsystem und senkt das Risiko für ansteckende Infekte und die Entstehung von entarteten Krebszellen.

Muskeln und Knochen werden aufgebaut, dass steigert das Belastungslevel bei körperlich anstrengenden Arbeiten und hält den Bewegungsapparat gesund.

Ein positives Körpergefühl stärkt Selbstbewusstsein und Leistungsbereitschaft und erleichtert somit den stressigen Alltag.

Verbesserung der emotionalen, kognitiven und sozialen Lebensqualität

(gute Laune, Zufriedenheit, Gefühl von Teamzugehörigkeit, Schutz vor Burnout-Entstehung, besseres Stressmanagement,...).

Aus all diesen Punkten entsteht ein gesundes, emotional und körperlich starkes und belastungsfähiges Team mit einer gesunden Arbeitsmotivation.

Wenig Ausfalltage, selbstregulierender Umgang mit Stress und Belastungen, prozessorientiertem und problemlösendem Arbeitswillen, fördern das Betriebsklima, eine gesunde Arbeitsumgebung und steigert die Rendite für das Unternehmen.

4. Kapitel   Mitarbeitermotivation, Mitarbeiterentwicklung und Teambildung

4.1 Neue Mitarbeiter auswählen

Um bei den Bewerbungsgesprächen den passenden Kandidaten zu wählen empfehle ich das „Reiss Profil" mit den 16 Lebensmotiven[28]. Es ermöglicht von vornherein die Ermittlung der Antriebsmotive eines zukünftigen Mitarbeiters, damit der Geschäftsleiter seine Entscheidung zur Einstellung optimal treffen kann.

Passen die Motive des Bewerbers zu dem „Angebot" des Unternehmens, so steht der Einstellung meist nichts mehr im Weg. Passt das „Angebot" nicht zu dem Bewerberprofil, so könnte es später zu Diskrepanzen und Unzufriedenheit zwischen den beteiligten Personen kommen und den Betriebsablauf stören, wenn diese Probleme nicht beseitigt werden können.

Das Profil kann aber auch noch in einem bestehenden Team angewendet werden, um Mitarbeiter zu entwickeln.

Bei uns ist es außerdem üblich, dass ein neuer Mitarbeiter einen „Vorstellungstag" bekommt, an dem er alle Mitarbeiter kennenlernen kann und sich den Betrieb anschauen kann, bevor eine Einstellung erfolgt. Außerdem werden wir am Ende von unserer Apothekenleiterin über unseren Eindruck befragt. Damit gibt es vor der Einstellung die Möglichkeit über Auffälligkeiten zu diskutieren.

4.2 Teambildung und Teamkommunikation

In jedem Unternehmen ist es wichtig, dass alle Betriebsmitglieder optimal miteinander kommunizieren um Fehler zu vermeiden, einen reibungslosen Prozessablauf zu gewährleisten und natürlich eine vertrauensvolle Atmosphäre zu schaffen. Je besser die Kommunikation im gesamten Unternehmen, umso zufriedener und arbeitswilliger sind die Mitarbeiter (vor allem in schweren Zeiten). Auch wenn die Vermittlung von Grundwerten und dem „Betriebsgeist" eine Führungsaufgabe ist, so ist meiner Meinung nach jeder Mitarbeiter verpflichtet die Kommunikation im Team zu fördern und auszubauen.

Hierfür arbeite ich gerne mit dem Buch „Kommunikationstraining: Zwischenmenschliche Beziehungen erfolgreich gestalten"[*29], es enthält sowohl theoretisches Wissen als auch Übungen für die Praxis.

Was ist gute Kommunikation?

1) Bewahren Sie gegenseitigen Respekt, akzeptieren Sie die anderen und
   seien Sie einfühlsam. Seien Sie kompromissbereit, vertreten Sie aber auch
   Ihren Standpunkt! Motiviere Sie sich selbst und motivieren Sie auch
   Ihre Mitmenschen![*29.1]

2) Verstehen Sie zwischenmenschlichen Transaktionen und Kommunikations-
   ebenen![*29.2;29.6]

3) Beobachten Sie sich selbst und Ihre Gesprächspartner und wie reagieren
   Sie aufeinander![*29.3]

4) Verstehen Sie die Kommunikationsabwehr und lerne Sie diese zu vermeiden![*29.4]

5) Nutzen Sie Feedback-Techniken um zu vermitteln, dass Sie verstanden
   haben! [*29.5]

6) Stellen Sie offene Fragen und haben Sie stets ein offenes Ohr für andere!

8) Kommunikation üben, üben, üben und Leben!

4.3 Mitarbeiterentwicklung

Weiterbildungen gehören in der Apotheke zum Alltag. Beinahe wöchentlich gibt es neue Gesetze, Lieferverträge, Produkte und medizinische Fortschritte. Deshalb ist es wichtig sich regelmäßig auf den neusten Stand zu bringen, um den Arbeitsanforderungen noch gerecht zu werden. Die Koordination von Weiterbildungsmaßnahmen (Wer? Was? Wie? Wo? Wie häufig?) übernimmt in der Regel die Apothekenleitung.

Im Idealfall sollten die Interessen einzelner Mitarbeiter berücksichtigt werden, um das zu vermittelnde Wissen optimal zu nutzen. Bei Apothekern gibt es eine Weiterbildungspflicht, bei der die Schulungen nachzuweisen sind. Die Art der Weiterbildung kann heutzutage individuell bereitgestellt werden.

Beispiel von uns:

- In-House Schulungen in der Apotheke nach Feierabend oder während der Betriebs-
Zeit.

- Hotelschulungen mit Verpflegung nach Feierabend.

- Onlineschulungen von zu Hause aus (zeit- und ortsunabhängig).

- Fachzeitschriften und Aushänge zu wichtigen Meldungen am „Schwarzen Brett".

- Marpinion™-App (mit kostenlosem I Pad) für Fachpersonal und andere Plattformen,
die „Wissen gegen Belohnungen" anbieten.

- Wir schreiben regelmäßig eigene Listen zu Produktneuheiten aus TV oder
Magazinen und informieren uns darüber, ob diese empfehlenswert sind.

Die Apothekenleitung sollte für eine ausreichende Motivation zur Weiterbildung und für eventuelle „Belohnungsmaßnahmen" sorgen, denn gut informierte Mitarbeiter sind effektive und effiziente Mitglieder des Betriebes und generieren mehr Umsatz als weniger gut informierte Kollegen. Jedoch sollte es auch im eigenen Interesse sein, um sich selbst weiterzuentwickeln und „Markttauglich" zu bleiben.

4.4 Mittel zur Mitarbeitermotivation

Eine gesundheitsförderliche Betriebsausstattung symbolisiert das Interesse an der Gesundheit der Mitarbeiter und schafft die Grundlage für eine „gesunde Arbeitskultur".

Die individuellen Bedürfnisse der Mitarbeiter bei der Arbeitsplanung (Dienstpläne, flexible Urlaubsplanung, Aufgabenverteilung u.ä.) sollten so gut wie möglich berücksichtigt werden, dass reduziert systemische und mentale Stressoren.

Tagesaufgaben sollten gerecht und nach Mitarbeiterfähigkeiten verteilt werden und ausreichend Zeit zur Verfügung gestellt werden, dass reduziert das Belastungsempfinden, die Fehlerquote und steigert die Arbeitszufriedenheit im Team
(z. Bsp. eine „Aufgabenliste" für Labor und Rezeptur, Beratungsgespräche, Kommunikation mit Ärzten oder Krankenkassen).

Ein Belohnungssystem für besondere Leistungen einzuführen (Geld- oder Sachprämien bei sehr guten Abverkaufszahlen, niedriger Fehlerquote, schneller und sauberer Arbeit in der Rezeptur) spiegelt ein hohes Maß an Anerkennung der Arbeitsleistung wieder und fördert eine Steigerung der Arbeitsqualität und auch der Quantität.

Die Stärkung des Teamzusammenhalts im Unternehmungen ist eine fundamentale Aufgabe, da nur ein eingespieltes und vertrautes Team gut kommuniziert und zusammen arbeitet (z. Bsp. Wandertag, Grillabend, Weihnachtsfeier, Teambildungsmaßnahmen). Ich finde auch die Einbeziehung der Familien der Mitarbeiter in diese Aktionen sehr wichtig, da dies die Bindung an das Unternehmen stärkt (Arbeit-Familie-Gesundheit-Wohlstand im Einklang).

Gesunder Umgang mit Stress und Konflikten sollte gelehrt und gelebt werden.

Pausenzeiten (für Bewegung, essen und trinken, Erholung) müssen ausreichend zur Verfügung gestellt werden.

Immer ein „offenes Ohr" für die Probleme und Sorgen der Mitarbeiter (dienstlich oder privat) haben, eventuell mit Terminabsprache oder festen Gesprächszeiten, so stauen sich keine Probleme („Zeitbomben") auf und ein Interesse am Wohlbefinden des Mitarbeiters wird gezeigt.

Ein „Vorschlagskasten" bei dem jeder Mitarbeiter Ideen zur Verbesserung des Betriebs einreichen kann finde ich zur Förderung der Kreativität und Identifizierung mit dem Unternehmen ideal. Dieser sollte regelmäßig ausgewertet und im Team besprochen werden.

Regelmäßige Weiterbildungen sollten gefordert und gefördert werden, die Teilnahme sollte dann aber auch honoriert werden (bezahlte Stunden, Jahresprämien,…).

Gesundheitsbewusstes Verhalten (Ernährung, Bewegung, Stressmanagement, Umgang miteinander,…) darf nicht nur gefordert werden, sondern muss auch gelehrt und vorgelebt werden.

Die Gleichberechtigung aller Mitarbeiter beim Einhalten von Regeln und Richtlinien im Betrieb ist essentiell wichtig, um Vertrauen aufzubauen und die Gleichwertigkeit aller Mitarbeiter zu symbolisieren (niemanden bevorzugen oder ausgrenzen).

Jährliche Mitarbeitergespräche sollten durchgeführt werden um Stärken und Schwächen zu finden, Wünsche und Ängste des Mitarbeiters zu erkennen und ernst zu nehmen. Dabei sollte immer die vergangene Arbeitsleistung ausgewertet und Ziele für die Zukunft festgelegt werden (mit materieller und immaterieller Motivation).

Mehrmals im Jahr sollten Feedbackgespräche den Stand der Zielsetzungen ermitteln und eventuell Hilfestellungen anbieten, um Leistungen zu erreichen. Das symbolisiert ein starkes Interesse an der Arbeit und dem Vorankommen des Mitarbeiters und sichert die Arbeitsleistung im Unternehmen.

4.5 Nutzen

Mitarbeiter die gerecht behandelt, gefördert und gelobt und zur Mitarbeit am Unternehmen motiviert werden, fühlen sich wohl, sind gesund und strengen sich an geplante Ziele umzusetzen. Sie bringen sich auch selber mit ein, um neue Ziele und Maßnahmen zur Verbesserung des Unternehmens zu planen. Sie steigern die Qualität und Quantität ihrer Arbeitsendprodukte und verbessern ihre Dienstleistungs- und Servicequalität. Durch ein hohes Maß an körperlicher Gesundheit und psychischer Stabilität, wird die Anzahl der Fehltage sinken und der Wechsel von qualifizierten Mitarbeitern wird reduziert.

Die Rendite für den Unternehmer wir dadurch gesichert oder sogar gesteigert und die Kosten für Ausfälle und Einstellungsmaßnahmen werden gesenkt.

5. Kapitel Ernährung am Arbeitsplatz

Diese Kapitel möchte ich nur kurz anreisen, da die Planung der Ernährung von Apothekenmitarbeitern, aus meiner Sicht, keine Aufgabe der Apothekenleitung ist.

Kleine Apotheken haben keine Kantine oder ähnliche regulierende Möglichkeiten, es kann aber auch hier eine Vorbildfunktion gelebt werden.

Allgemein sollte bei der Ernährung am Arbeitsplatz das gleiche gelten wie im Privatleben:

Die Kalorienzufuhr sollte dem Energieverbrauch angemessen sein und das Nährstoff-Energie-Verhältnis der Lebensmittel muss günstig sein um alle Bedürfnisse des Körpers zu decken (Nahrungsmittel mit hohem Nährwert und geringem Kaloriengehalt wie Beeren und Gemüse bevorzugen).

Nahrungsmittel mit möglichst wenig Zucker und kurzkettigen Kohlenhydraten wählen, um Blutzuckerspitzen und somit Heißhunger zu vermeiden. Viele ballaststoffreiche Lebensmittel für eine lange Sättigung wählen (zum Beispiel Maiswaffeln und Ballaststoffknäckebrot oder Nüsse, Kerne und Hülsenfrüchte oder Gemüse).

Ausreichend Flüssigkeit (Wasser oder ungesüßten Tee!) trinken, um eine Sättigung vor einer Mahlzeit zu erreichen und um die Fließeigenschaften des Blutes zu gewährleisten.

In unserer Apotheke haben wir zum Beispiel eine „Naschkasse".

Jeder Mitarbeiter kann 0,50€ bis 1€ pro Woche einzahlen und trägt seinen Namen und 1-2 Wünsche (Obst, Gemüse, Nüsse, Knäckebrot o.ä.) auf einer Liste ein.

Einmal wöchentlich kauft ein Mitarbeiter dann diese Lebensmittel ein und diese werden dann als Zwischensnack in der Betriebsküche essbereit serviert.

Durch die fertigen Portionen ist es möglich, in kurzen Arbeitsunterbrechungen etwas zu naschen. Bei diesem Konzept greifen die Faktoren Vorbildfunktion und Gruppenzwang sehr gut. Mitarbeiter die nicht eingezahlt haben möchten auch etwas abbekommen, haben dann aber meist ein schlechtes Gewissen, dass sie nicht dafür bezahlt haben. Dies führt dann zur Beteiligung der Personen, die zu Beginn skeptisch oder unmotiviert waren.

Ein Apothekenleiter kann aber trotzdem eine Vorbildfunktion einnehmen, indem er sich mit beteiligt und zum Beispiel das Einkaufen mit übernimmt.

Dadurch steigen Vertrauen und Ansehen bei den Mitarbeitern und es motiviert die Kollegen zur Teilnahme.

Unsere Apothekenleitung bezahlt uns außerdem Mineralwasser, Kräutertees und Kaffee und wir achten gegenseitig auf ausreichend Flüssigkeitszufuhr.

Das Mittagessen wird meistens individuell organisiert, was häufig zur Folge hat, dass Essensangebote aus der Nähe (Imbiss, Döner-Kebab, Lieferservice,...) genutzt werden oder Snacks von zuhause verzehrt werden.

Aus meiner 12 jährigen Erfahrung weiß ich, dass diese Lebensmittel sehr häufig nicht den individuellen Gesundheitsbedürfnissen der Mitarbeiter entsprechen. Durch diese ungesunde Ernährungsweise (Art und Menge der Lebensmittel!) wird die Entstehung von Völlegefühl, Sodbrennen und Verdauungsbeschwerden und im Endeffekt auch Übergewicht gefördert.

In unsere Apotheke haben wir uns für ein Dresdener Essenslieferservice (LaOla Zentralküche in 01896 Pulsnitz)[30] entschieden. Dieses Unternehmen bietet täglich frisch zubereitete Menüs mit regionalen Zutaten (wenn möglich) und einer großen Vielfalt an Auswahlmöglichkeiten (6 Wahlmöglichkeiten pro Tag), um alle Bedürfnisse zu befriedigen.

Als Unternehmen bekommen wir noch einen Mengenrabatt, der es uns ermöglicht ein gesundes, leckeres und sättigendes Mittagessen für etwa 2,60€ - 3,20€/Person zu bekommen. Mit diesem Preis liegt man auch weit unter den Preisen von Restaurants oder Fleischerläden, die warmes Essen anbieten.

Die Akzeptanz ist bei uns sehr hoch und es gibt auch immer mehr Kollegen, die sich dem Konzept anschließen.

6. Kapitel Kosten und Nutzen für das Unternehmen

In den letzten Kapiteln habe ich beschrieben, wie man den Berufsalltag in der Apotheke für alle Beteiligten verbessern kann. Sowohl die Gestaltung der Arbeitsplätze und deren Ausstattung, als auch das Bewegungs- und Motivationsprogramm werden die Apothekenleitung vor logistische und finanzielle

Hürden stellen. Warum sollte man dies nun tun? Nichts zu tun ist doch viel günstiger und bisher hat es ja auch funktioniert! Diese Frage sollte ich beantworten können.

Möchte ich als Unternehmer langfristig und zukunftssicher Planen, so muss mir bewusst sein, dass ein erfolgreiches Unternehmen nur bestehen kann, wenn es sich den Umweltfaktoren anpasst und die Kundenbedürfnisse befriedigt.

Der demographische Wandel (Menschen werden immer älter und werden in Zukunft auch länger arbeiten müssen, Rückgang oder Stagnierung der Geburtenrate, Zuwanderung) muss bewältigt werden. Die Kunden erwarten immer mehr Service von ihrer Apotheke (günstigere Preise, mehr Beratung und Aktionstage, größere Auswahl, längere Öffnungszeiten) und demzufolge wird dem Personal auch immer mehr abverlangt (häufiger Weiterbildung, Flexibilität, Umsatzorientierung und Zusatzverkauf). Gleichzeitig erwarten Angestellte mehr Fairness der Geschäftsführung im Umgang mit ihnen (gerechte Löhne, Altersvorsorge und Boni,

Berücksichtigung individueller Lebensumstände, gesunde und gleichberechtigte Führung mit Möglichkeiten der Teilhabe am Gestaltungsprozess des Unternehmens für mehr Erfolg, Unterstützung der Gesundheitserhaltung der Mitarbeiter für längere Arbeitszeiten und der Schaffung von Ausgleichmöglichkeiten für den (vor allem) psychischen Stress am Arbeitsplatz). Gleichzeitig möchte die Geschäftsleitung einen stabilen und rentablen Betriebsablauf, da sie ja auch die Risiken trägt, die im Falle eines Versagens auftreten können. Für alle Mitglieder einer Organisation sind gute

Teamkommunikation, fairer und freundlicher Umgang miteinander und Respekt und eine gerechte Anerkennung der Arbeitsleistung, Ziele, die sie alle anstreben. Gewährleiste ich als Unternehmensführung die Erfüllung der Ziele, mithilfe der angesprochenen Maßnahmen, so habe ich ein Team von hochmotivierten, zufriedenen und gesunden Mitarbeitern, die nicht nur ihre regulären Arbeiten zu 100% erledigen, sondern sich auch persönlich für die Entwicklung und Verbesserung ihres Betriebes einsetzen.

Dies tun sie durch freiwillige Weiterbildungen, Suchen von Schwächen im Betriebsablauf und Kommunikation mit den Vorgesetzten zum Beseitigen von diesen Schwächen. Diese Mitarbeiter tragen dieses gute Betriebsklima auch nach außen, in dem sie den Kunden ein Gefühl von Kompetenz, Sicherheit und Zufriedenheit vermitteln. Dies erhöht das Wohlfühlklima für Kunden und das Ansehen des Betriebes in der Öffentlichkeit. Mit hoher Wahrscheinlichkeit werden die Kundenfrequenz und natürlich auch der Umsatz, den die Kunden mit sich bringen, erhöht.

Ein gesundes Arbeitsteam unterstützt sich auch gegenseitig bei ihren Schwächen und unterstützt ältere oder beeinträchtigte Mitarbeiter, ohne, dass es zu Arbeitsausfällen oder Beeinträchtigung des Arbeitsablaufes kommt. Mit diesen Voraussetzungen sehe ich auch kein Problem beim Anstieg der Arbeitsjahre, welcher mit Sicherheit kommen wird.

Die Kosten, die bei der Umsetzung entstehen können je nach Ausgangssituation stark variieren. Bei Investitionen in die Betriebsausstattung können Einzelprojekte gestartet werden, um den einen großen Geldberg in viele kleine Häufchen über einen bestimmten Zeitraum zu verteilen. Zum Beispiel gestaltet man in einem Jahr die Stühle und Stehhilfen, im nächsten kauft man Tische, usw. So teilen sich die Kosten auf. Für die Sportausstattung (z. Bsp. Thera-Bänder®,...) kann man die Investition mit den Mitarbeitern teilen. So kann man den Selbstkauf anregen und unterstützt die Mitarbeiter zu 50%, dies senkt ebenfalls die Ausgaben. Für die Unterstützung durch Krankenkassen oder Therapeuten kann man einen Zuschuss beantragen (GKV-Förderprogramme oder Berufsgenossenschaften[31]) oder bis zu 500€ pro Jahr und Mitarbeiter Lohnsteuerfrei investieren[32].

Für die Umsetzung der Bewegungs- und Motivationsprogramme sollte der Geschäftsführer und jeder Mitarbeiter auch seine eigene Initiative und Zeit mitbringen und gerade am Anfang die eine oder andere Überstunde investieren, bis die Programme ins laufen gekommen sind.

Zum späteren Zeitpunkt wird sich der Zeitaufwand akklimatisieren, da es ähnlich wie im Qualitätsmanagementsystem (früher freiwillig, heute Pflicht) zum Tagesgeschehen wird.

Um festzustellen, ob die Kosten sich rechnen, sollte die Geschäftsführung die Ausgaben für die Programme tabellarisch notieren und über Kennzahlen (wie Fehltage, Fluktationsquote, Kundenzahlen und Umsatz, freiwillig durchgeführte Weiterbildungen, Anzahl Rezepturen pro Tag,...) den „Gewinn" für das Unternehmen beziffern. Jedoch sollten die Erwartungen realistisch sein, da gerade die Nutzen der gesundheitsförderlichen Maßnahmen für den Körper erst nach etlichen Jahren erkennbar sind.

Die Ergebnisse sollten mit den angestellten Apothekern besprochen werden und je nach Bedarf müssen die Ziele und Maßnahmen dann regelmäßig angepasst werden.

Bei einer Dienstbesprechung im gesamten Team sollten die festgesetzten Ziele und Programme dann abgesprochen und eventuelle Vorschläge von den Mitarbeitern angehört werden. Eine Wiederholung im jährlichen Rhythmus wäre aus meiner Sicht sinnvoll.

7. Kapitel Zusammenfassung

Zum Abschluss meiner Arbeit kann ich behaupten, einen fundierten Rahmen zum Thema „Gesundheit in der Apotheke" geschaffen zu haben. Ich habe sowohl die Gesundheitsrisiken und deren Entwicklung und das Potenzial zur Stärkung der Mitarbeitergesundheit aufgezeigt. Aufgrund des engen Umfangs der Arbeit, ist es mir leider nicht möglich gewesen, jedem Thema die notwendige Aufmerksamkeit zu widmen, um jedes Detail zu erläutern. Diese Arbeit soll aber erst einmal einen Denkanstoß geben, der es den Apothekenleitern ermöglicht, eine Gesundheitsstrategie zu entwickeln und ein Gesundheitsmanagement zu implementieren. Hierfür empfehle ich eine Verknüpfung mit dem verpflichtenden Qualitätsmanagementsystem um Kosten und Zeit zu sparen, da dieses bereits einige Prozesse behandelt.

Für mich persönlich konnte ich feststellen, dass bei uns im Betrieb schon vieles richtig gemacht wird (wie gesunde Ernährung, Arbeitsverteilung und Mitarbeiterförderung, Teamkommunikation untereinander, Flexibilität bei den Arbeitszeiten), aber es auch noch viele Schwächen gibt (wie Führungskommunikation und Teammotivation,

Bewegungsprogramme und Betriebsausstattung, Mitwirkung von Mitarbeitern), an denen wir noch arbeiten müssen.

Unsere Gesellschaft wandelt sich immer schneller und der Druck durch Konkurrenzapotheken und Internethandel erfordern eine rasche Anpassung an Technik und Kundenbedürfnisse. Aus meiner Sicht kann eine Person niemals alles alleine managen (BWL, Personalpolitik und -psychologie, Fachwissen, technisches Wissen, Verhandlungen mit Vertragspartnern, sportliche Motivation und Fitness, Kommunikationstechniken, Kundenpflege und Erwartungsanalyse, Gesetze, ...).

Hierfür braucht es aus meiner Sicht ein kompetentes Team, welches die Motivation besitzt, sich ins Unternehmen einzubringen und das Wohl aller zu berücksichtigen und somit eine Aufteilung der Arbeiten und Verantwortlichkeiten durchzuführen.

Ich möchte mich selber auch mehr für das Wohl meiner Kollegen einsetzen und trotzdem die Wirtschaftlichkeit und Rentabilität eines Unternehmens stärken, damit am Ende jeder von seiner geleisteten Arbeit gut leben kann.

Nicht immer müssen dafür sofort riesige Umbauprogramme notwendig sein, manchmal tun es auch kleine Dinge wie Einfühlungsvermögen, gegenseitiger Respekt und Vertrauen, Selbst- und Fremdbeobachtung, gute Kommunikation und der Wille zur Änderung um „Berge" zu versetzen. Diese Ansprüche kosten niemanden Geld und können das Arbeitsumfeld aber schon stark beeinflussen.

Hilfestellungen zum Umsetzen in der Praxis findet man an vielen Stellen.

Als Erstes müssen hier die gesetzlichen Krankenversicherungen (z. Bsp. AOK, TK, Barmer,...) und die Berufsgenossenschaften genannt werden. Sie bieten sowohl theoretische Unterstützung mit Prospekten oder Onlinehilfen, als auch praktische Hilfen wie Unterstützung therapeutischer Maßnahmen (z. Bsp. Rückenschule,...) oder Moderatoren, die den „Gesundheitszirkel" begleiten. Des Weiteren bieten praxisorientierte Lehrbücher oder Programmhefte und Schulungen von Privatfirmen Hilfe bei der Feststellung und Umsetzung der Ziele im Betrieb.

Zum Schluss bieten auch das Internet und Social-media-Plattformen (z. Bsp. Pinterest) Hilfe (jedoch etwas Rechercheaufwändig).

Tabellenverzeichnis

Auswertung der Gesundheitsdaten des Fehlzeiten-Report 2010/2017 für den Bereich Handel / pharmazeutische Angestellte. Sie vergleicht die Fehltage der Apothekenmitarbeiter mit dem Bundesdurchschnitt und die Häufigkeit von Erkrankungen.

2009		2016	
PTA Fehltage (Durchschnitt) [3.1]	8,2	PTA Fehltage (Durchschnitt) [3.3]	10,1
Bund Fehltage (Durchschnitt) [3.2]	17,3	Bund Fehltage (Durchschnitt) [3.4]	19,4

Tage Arbeitsunfähigkeit der AOK-Mitglieder nach Krankheitsarten („Handel") [3.5]

	2009				2016		
	% aller Tage	⊖ pro 100 Fälle	⊖ Tage Dauer		% aller Tage	⊖ pro 100 Fälle	⊖ Tage Dauer
Muskel / Skelett	23	30,6	15,6		22	31,7	16,8
Atemwege	13	49,9	6,1		13	50,1	6,1
Verletzungen	13	18,4	15,4		11	15,3	16,9
Herz / Kreislauf	6	9,1	17,6		5	7,3	16,9
Verdauung	7	23,6	6,1		5	19,9	6,3
Psyche	8	9,7	22,1		12	11,1	26,1
Sonstiges	30				32		

Krankenstand in % [3.6]		AU-Fälle je 100 Mitglieder		Tage je Fall	
2009	2016	2009	2016	2009	2016
4,3	5,0	141,2	163,9	11	11,1

AU-Tage mit 10-49 Mitgliedern Betriebsgröße (Einzelhandel o. Handel mit KFZ) [3.7]	
2009	2016
15,1 Fehltage je Mitglied	19,4 Fehltage je Mitglied

Tabelle in Anlehnung der Daten des Fehlzeiten-Report(3) entworfen.

Literaturverzeichnis und Quellenangaben

(1) https://www.boeckler.de/pdf/p_study_hbs_305.pdf (Seite 27) am 25.04.18;

18:11 Uhr

https://www.igbce.de/vanity/renderDownloadLink/9036/70876 (Seite 16,17)
am 25.04.18 18:15 Uhr

(2) http://www.aok-business.de/aokplus/gesundheit/selbsttests/ 25.04.18 18:16

(3A) „Fehlzeiten-Report 2010" von Badura, Schröder, Klose, Macco;
ISBN 978-3-642-12897-4; Springer-Verlag Berlin Heidelberg New York 2010

(3B) „Fehlzeiten-Report 2017" von Badura, Ducki, Schröder, Klose, Meyer
ISBN 978-3-662-54631-4; Springer-Verlag Berlin Heidelberg New York 2017

(3.1) 3A; Seite 290 Abb.28.1.19

(3.2) 3A; Seite 290 Abb.28.1.19

(3.3) 3B; Seite 303 Abb.26.1.19

(3.4) 3B; Seite 303 Abb.26.1.19

(3.5) 3A; Seite 300 Abb.28.1.33, Seite 301 Abb.28.1.34, Seite 302 Abb.28.1.36
3A; Seite 304 Abb.28.1.38, Seite 306 Abb.28.1.41, Seite 307 Abb.28.1.43
3A; Seite 308 Abb.28.1.45
3B; Seite 313 Abb.26.1.33, Seite 314 Abb.26.1.34, Seite 315 Abb.26.1.36
3B; Seite 317 Abb.26.1.38, Seite 318 Abb.26.1.41, Seite 320 Abb.26.1.43
3B; Seite 321 Abb.26.1.45

(3.6) 3B; Seite 412 Tab.26.8.1

(3.7) 3A; Seite 371 Tab.28.7.6
3B; Seite 415 Tab.26.8.6

(4) https://www.apotheken-umschau.de/Sport/So-schaedlich-ist-Sitzen-222941.html
25.04.18 18:40 Uhr

(5) http://www.stress-innere-unruhe.de/stress-symptome.html
25.04.18 18:21 Uhr
http://www.gesundheitsverband.net/stress-cortisol-stoffwechsel
25.04.18 18:26 Uhr

(6)http://www.ergo-online.de/site.aspx?url=html/gesundheitsvorsorge/
vorsorge_augen/augen_und_bildschirmarbeit.htm
25.04.18 18:30 Uhr

(7) http://aok-bv.de/aok/zahlen/ 25.04.18 18:47 Uhr

(8) https://ergo2work.de/item/444-2123/standmatte-physio 25.04.18 18:50 Uhr

(9) http://www.udobaer.de/bodenbelaege/

anti-ermuedungs-matte-aus-pvc-e18187.html?queryFromSuggest=true

25.04.18 18:51 Uhr

(10) http://www.udobaer.de/stehhilfen/klappbare-stehhilfe-

159129.html?queryFromSuggest=true

25.04.18 18:54 Uhr

(11) http://www.udobaer.de/stehhilfen/esd-stehhilfe-

e14822.html?queryFromSuggest=true 25.04.18 18:55 Uhr

(12) https://ergo2work.de/item/418-1669/universal-komplett-1m2a-schwarz-sitz-steh-schreibtisch-alu 25.04.18 18:59 Uhr

(13) https://ergo2work.de/item/453-2083/o-bike 25.04.18 18:59 Uhr

(14) https://ergo2work.de/item/446-1926/ballstuhl 25.04.18 19:03 Uhr

(15) https://ergo2work.de/item/12-1076/togu-balancekissen-33 25.04.18 19:04 Uhr

(16) https://ergo2work.de/item/441-1871/newtral-2-mouse-large 25.04.18 19:06 Uhr

(17) „Gesund Anpacken" Programmheft von „bleib gesund Wissen" der AOK Gesundheitskasse

(18) https://www.amazon.de/Featol-Fitnessb%C3%A4nder-Gymnastikband-Physiotherapie-Widerstands-b%C3%A4nder/dp/B074GPZ9HV/ref=sr_1_1?ie=UTF8&qid=1524676056&sr=8-1&keywords=featol+fitnessb%C3%A4nder+5+set 25.04.18 19:08 Uhr

(19) https://www.amazon.de/VIA-FORTIS-Premium-Gymnastik-Band-Widerstands-b%C3%A4nder/dp/B0734QFWY1/ref=sr_1_1?s=sports&ie=UTF8&qid=1524676172&sr=1-1&keywords=via+fortis+premium+gymnastik 25.04.18 19:10 Uhr

(20) https://www.amazon.de/Fitnessmatte-%C2%BBYamuna%C2%AB-EXTRA-dick-Pilates-Gymnastik/dp/B00YJ6NJOK/ref=sr_1_1?s=sports&ie=UTF8&qid=1524676242&sr=1-1&keywords=fitnessmatte+yamuna 25.04.18 19:11 Uhr

(21) Broschüre „Der Gesundheitszirkel" von der AOK Gesundheitskasse und Wdv Medien & Kommunikation GmbH Juni 2004

(22) s. (21); Seite 11

34

(23) s. (21); Seite 13

(24) „Muskeltraining Thera-Band®; von Urs Geiger und Caius Schmid,
   BLV Buchverlag GmbH & Co.KG München 2016 (8.Auflage),
   ISBN: 978-8354-1464-8

(24.1) Seite 44 Übung 7a+b

(24.2) Seite 46 Übung 12a+b

(24.3) Seite 48 Übung 15a+b

(24.4) Seite 77 Übung 21a+b

(24.5) Seite 79 Übung 25a+b

(24.6) Seite 99 Übung 6a+b

(25) Broschüre „bleib gesund Wissen" Ausgabe 9 („Mir geht's gut) von der
   AOK Gesundheitskasse und Wdv Medien & Kommunikation GmbH Juli 2016
   Seite 10+11

(26) „Gesund Anpacken" Programmheft von „bleib gesund Wissen" der AOK
   Gesundheitskasse

(27) Broschüre „bleib gesund Wissen" Ausgabe 4 („Meinen Rücken stärken")
   AOK Gesundheitskasse und Wdv Medien & Kommunikation GmbH Juni 2015
   Seite 13+14

(28) „Die 16 Lebensmotive in der Praxis" von Markus Brand, Frauke Ion;
   GABAL Verlag Offenbach (E-Book 2015), ISBNepub 978-3-86200-968-8

(29) „Kommunikationstraining – Zwischenmenschliche Beziehungen erfolgreich
   gestalten" von Vera F. Birkenbihl; mvg-Verlag München (E-Book 2015),
   ISBNepub 978-3-86415-236-8

(29.1) 1. Kapitel

(29.2) 4. Kapitel

(29.3) Seite 65-68; 5. Kapitel

(29.4) 7. Kapitel

(29.5) 10. Kapitel

(30) LaOla Zentralküche; Ziegenbalgstraße 30, 01896 Pulsnitz

(31) http://www.gesundheitsbewusster-betrieb.de/pdf/Anreizsysteme.pdf
   25.04.18 19:22 Uhr
   https://www.arbeitgeber.de/www%5Carbeitgeber.nsf/res/BDA_Position_Gesundheitsf
   oerderung.pdf/$file/BDA_Position_Gesundheitsfoerderung.pdf
   Seite 3-5 25.04.18 19:29 Uhr

(32) https://www.bundesgesundheitsministerium.de/themen/praevention/betriebliche-
gesundheitsfoerderung/steuerliche-vorteile/?L=0   25.04.18 19:16 Uhr

    http://www.gesundheitsbewusster-
be-
trieb.de/pdf/Merkblatt_Steuerfreibetrag_Gesundheitsfoerderung_V30Jan2017_JH_A
G_IB.pdf   25.04.18 19:21 Uhr

(33) „Sitzen ist das neue Rauchen" von Dr. Kelly Starrett; riva-Verlag München 2016

    ISBN 978-3-86883-800-8

    Kapitel 1: Die Folgen schlechter Körperhaltung

    Kapitel 3: Sich richtig bewegen: gehen, sich vorbeugen, in die Knie gehen,
        die Schultern stabilisieren

    Kapitel 4: Der dynamische Arbeitsplatz

    Kapitel 5: Biomechanisch optimiertes Sitzen

    Kapitel 7: Die Mobilisationsrezepte

(34) Modul 1: Präventions- & Gesundheitsmanagement

    Seite 50; Abb. 8: „Modell der Qualitäten von Gesundheitssport, eigene
        Darstellung in Anlehnung an Brehm, W., 1998

    Modul 6: Bewegung & Sport

    Seite 4+5; 1.2 Vorteile und Nutzen eines aktiven Lebensstils

(35) https://www.asu-arbeitsmedizin.com/Archiv/ASU-Heftarchiv/article-736839-
110576/praesentismus-ein-unterschaetzter-kostenfaktor-.html

    Studie der Strategieberatung Booz & Company (PwC Strategy&, Germany, GmbH
2011).   25.04.2018 19:28Uhr

Zitate:

Z1 bis Z3: „AOK-Service – Der Gesundheitszirkel"; Gertraud Resch, Ludwig Gunkel

    AOK© wdv Medien & Kommunikation GmbH & Co, 61352 Bad Homburg

    Stand: Juni 2004

    Seite 11, Kapitel „Lohnenswert in jedem Fall"

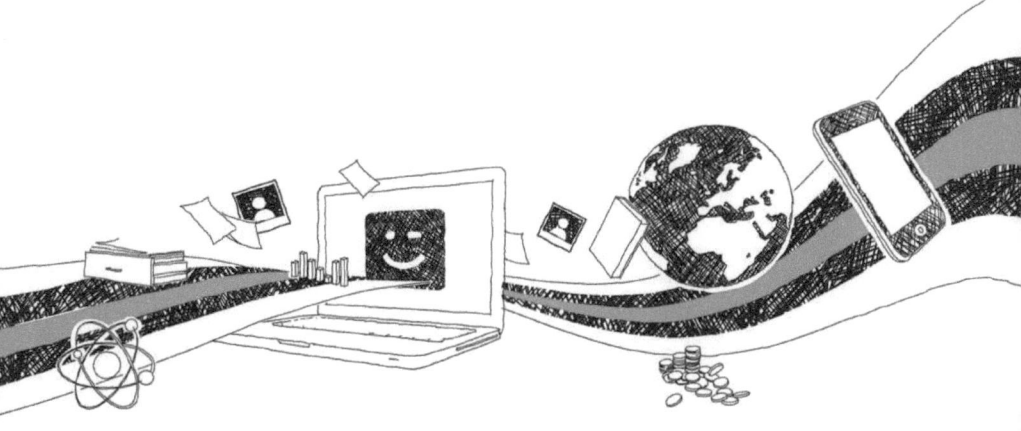
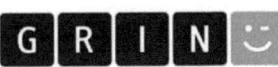